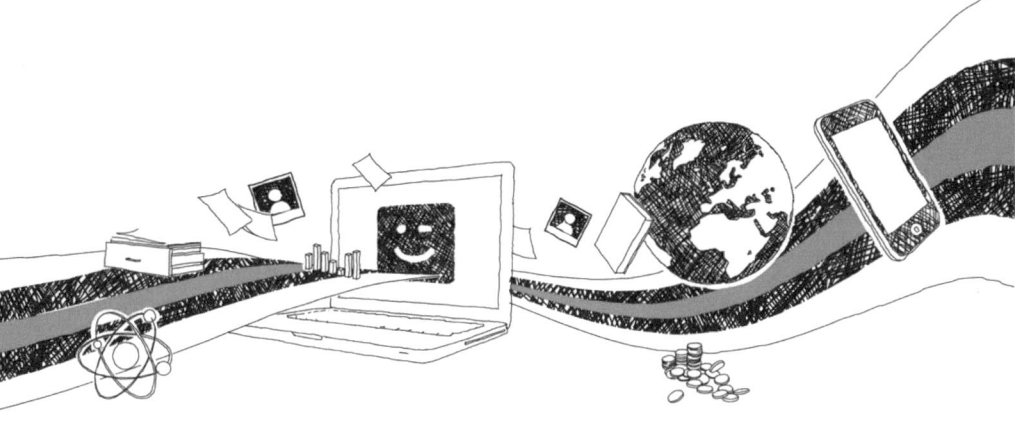
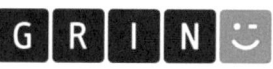

Die Ernährungsschule. Planung eines Präventionskonzeptes

Hannah Malo

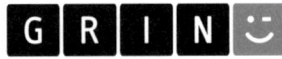

Bibliografische Information der Deutschen Nationalbibliothek:

Die Deutsche Nationalbibliothek verzeichnet diese Publikation in der Deutschen Nationalbibliografie; detaillierte bibliografische Daten sind im Internet über http://dnb.d-nb.de abrufbar.

ISBN: 9783346485229
Dieses Buch ist auch als E-Book erhältlich.

© GRIN Publishing GmbH
Nymphenburger Straße 86
80636 München

Druck und Bindung: Books on Demand GmbH, Norderstedt Germany
Gedruckt auf säurefreiem Papier aus verantwortungsvollen Quellen

Das vorliegende Werk wurde sorgfältig erarbeitet. Dennoch übernehmen Autoren und Verlag für die Richtigkeit von Angaben, Hinweisen, Links und Ratschlägen sowie eventuelle Druckfehler keine Haftung.

Das Buch bei GRIN: https://www.grin.com/document/1112969

Deutsche Hochschule für

Prävention und Gesundheitsmanagement

Hausarbeit

Name, Vorname.	Malo, Hannah
Modul:	Konzepte und Strategien der individuellen Gesundheitsförderung
Studiengang:	Gesundheitsmanagement (BGM)
Datum Präsenzphase:	01.02. – 03.02.2021
Studienort:	München
Aufgabe:	Planung eines Präventionskonzeptes im Handlungsfeld Ernährung

Inhaltsverzeichnis

1 Grundlegende Informationen zur Präventionsmaßnahme 1

   1.1 Bezeichnung des Kursangebotes 1

   1.2 Handlungsfeld und Präventionsprinzip 2

   1.3 Bedarf 2

   1.4 Wirksamkeit 3

   1.5 Zielgruppe 4

   1.6 Ziele der Maßnahme 5

2 Inhaltlich-organisatorische Grobplanung des Kursprogramms 5

3 Inhaltlich-methodische Detailplanung des Kursprogramms 8

4 Dokumentation und Evaluation des Kursprogramms 12

5 Literaturverzeichnis 13

6 Abbildungs- und Tabellenverzeichnis 15

   6.1 Abbildungsverzeichnis 15

   6.2 Tabellenverzeichnis 15

1 Grundlegende Informationen zur Präventionsmaßnahme

1.1 Bezeichnung des Kursangebotes

„Die Ernährungsschule". Dieser Titel wurde aufgrund der Aufklärung über das Thema Ernährung ausgewählt. Jugendlichen und Erwachsenen sollen sowohl in Theorie und Praxis gelehrt werden. Zu den Inhalten dieser Präventionsmaßnahme gehört wie schon genannt, die Aufklärung der Ernährungslehre. Zu Beginn wird darüber informiert, welche Nahrungsmittel für den Körper essenziell sind und welche als „gut" und „schlecht" eingeordnet werden können. Im Folgenden erfolgt eine lösungsorientierte Umsetzungsstrategie anhand eines detaillierten Kursprogrammes.

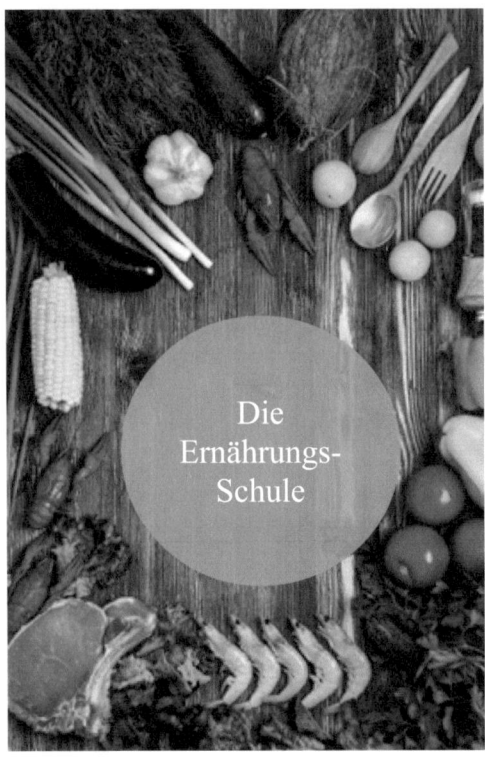

Abb. 1: Die Ernährungsschule 1 (eigene Darstellung, Bild aus Pixabay.com)

1

1.2   Handlungsfeld und Präventionsprinzip

Laut des Leitfadens Prävention (GKV Spitzenverband, 2020, S. 73) wird das ausgewählte Konzept in das Handlungsfeld „Ernährung" eingeordnet.

Das Präventionsprinzip soll dazu beitragen, dass die Zielgruppe über das Thema Ernährung aufgeklärt wird. Dieses Prinzip wird „Vermeidung und Reduktion von Übergewicht" genannt.

1.3   Bedarf

In der rezenten Gesellschaft herrscht aufgrund von Desinteresse an der Thematik Missstände im Gesundheitswesen. Zu wenige Menschen setzen sich mit ihrer eigenen Gesundheit, insbesondere gesunder Ernährung auseinander, was langfristig zu weitreichenden Folgeerkrankungen von Übergewicht bis hin zu letalen Herz-Kreislauf-Erkrankungen führen kann. Die Ursache liegt klar auf der Hand: Über-, Unter- und/ oder Fehlernährung. Die Daten der Studie zur Gesundheit Erwachsener in Deutschland (DEGS1: N = 7.116, Erhebungszeitraum 2008-2011) zeigt, dass 67,1 % der Männer und 53,0 % der Frauen übergewichtig oder adipös sind (Mensink, G. B. M., Schienkiewitz, A., Haftenberger, M, & Lampert, T., 2013). Auch der Anteil von übergewichtigen Kindern und Jugendlichen (drei bis 17 Jahren) liegt bei 15,0 % (Kinder) und 6,3 % (Jugendliche). Diese Daten wurden in einem Zeitraum von 2003-2006 erhoben (N = 17.641). Jedoch gibt es keinen Unterschied beim Geschlecht (Kurth, B. M. & Schaffrath Rosario, A., 2007). Die Deutsche Adipositas-Gesellschaft (DAG) e. V., Deutsche Diabetes-Gesellschaft (DDG), Deutsche Gesellschaft für Ernährung e. V. und Deutsche Gesellschaft für Ernährungsmedizin (DGEM) e. V. stellt im Jahr 2014 folgende Zahlen dar: Der Anteil von normalgewichtigen Personen (BMI 18,5-24,9) hat von 1999 bis 2009 stark abgenommen. Die Zahl der Übergewichtigen (BMI <29,9) blieb konstant. Der Anteil adipöser Menschen (BMI >30) hat in diesen Jahren stark zugenommen. Nicht nur bei erwachsenen Personen ist diese Zahl gestiegen, sondern auch bei Kindern und Jugendlichen. Durch das Übergewicht und Adipositas steigt das Risiko vieler Krankheiten, insbesondere des Herz-Kreislauf-Systems, des Stoffwechsels, viele Krebserkrankungen sowie des Muskel- und Skelettsystems. Zu beachten ist außerdem die Fettverteilung. Eine zu hohe abdominelle Fettmasse (Taillenumfang $\geq$ 94 cm bei Männern und $\geq$ 80 cm bei Frauen) erhöht das Risiko für Herz-Kreislauf-Erkrankungen erheblich. Die Teilnehmer des Kursprogramms lernen hier die Vermeidung und Therapie von Übergewicht.

1.4 Wirksamkeit

Zur Wirksamkeit des Kursprogramms zum Thema Ernährung wird die folgende Literaturquelle aufgeführt.

Tab. 1: Leitlinie zur Prävention und Therapie der Adipositas als Wirksamkeitsbeleg für die Präventionsmaßnahme 1 (eigene Darstellung)

Vollständiger bibliografischer Nachweis	Wirth, A., Wabitsch, M., Hauner, H. (2014). Prävention und Therapie der Adipositas, Klinische Leitlinie. Deutsches Ärzteblatt, Jg. 111, Heft 42.
Darstellung der zentralen evidenzbasierten Handlungsempfehlungen zur Prävention	➤ Gewichtsreduktion und Stabilisierung eines reduzierten Gewichts bei Adipositas erkrankten Menschen; Diät mit einem Defizit von 500 kcal/d und Lebensmittel mit einer energiegeringen Dichte ➤ Körperliche Bewegung als Maßnahme mit regelmäßiger Gewichtskontrolle; Training mit mindestens zwei Stunden/ Woche
Erläuterung der Bedeutung der Handlungsempfehlungen für die geplante Präventionsmaßnahme	Für eine Gewichtsreduktion bei Adipositas und zur Stabilisierung eines reduzierten Gewichts wird durch eine Diät mit einem Kaloriendefizit von 500 kcal/d plus eine geringe Energiedichte empfohlen. Hauptsächlich Wasser- und Ballaststoffe, wie Vollkornprodukte, Gemüse und Obst sind verzehrgeeignet, da sie langanhaltend sättigen. Ebenso kann durch eine mediterrane Kost das Übergewicht verhindern. Der Konsum von Alkohol, Fast Food und zuckerhaltigen Getränken wird außerdem eingeschränkt. Regelmäßige, körperliche Bewegung und eine dazu regelmäßige Gewichtskontrolle gehören auch zur Präventionsmaßnahme. Durch ein ausdauerorientiertes Training mit mindestens zwei Stunden pro Woche kann dieses Ziel erreicht werden. Hier sollen die großen Muskelgruppen beansprucht werden.

1.5 Zielgruppe

Tab. 2: Zielgruppendarstellung 1 (eigene Darstellung)

Geschlecht	Männlich/ weiblich/ divers
Alter	• Kinder und Jugendliche: 8-18 Jahre • Erwachsene: 18-60 Jahre Mit einem BMI-Wert von ≥ 25 bis < 30 (BMI ≥ 30 bis < 35 nur nach ärztlicher Rücksprache) (GKV-Spitzenverband, 2020)
Sozialstatus	Alle Schichten
Gesundheitsrisiken/-belastungen	Folgeerkrankungen wie Herz-Kreislauf-Erkrankungen, Fettleber, Diabetes, Gicht, frühe Arthrose (Hauner, H., 1996)
Kontraindikationen	• Sekundäre und syndromale Adipositasformen • Psychiatrische Grunderkrankungen / Essstörungen

1.6   Ziele der Maßnahme

Im folgenden Verlauf werden drei Ziele zur Präventionsmaßnahme genannt und begründet.

Tab. 3: Ziele der Maßnahmen 1 (eigene Darstellung)

Ziel	Begründung
Aneignung von Wissen über die Ernährung	Um einen Lebensstil verändern zu können, müssen die Teilnehmer aufgeklärt werden, warum eine gesunde Ernährung wichtig ist und wie man mit Lebensmitteln umzugehen hat. Dieses Programm soll denjenigen Handlungswissen vermitteln.
Gewichtsreduktion	Wichtig ist es, die Teilnehmer bei einer Gewichtsreduktion zu unterstützen, damit ihr BMI-Wert in einen normalen Bereich sinkt und stetig erhalten bleibt. Durch die Gewichtsreduktion werden Risikofaktoren wie Erkrankungen des Herz-Kreislauf-Systems und viele weitere Krankheiten vermindert.
Steigerung der Lebensqualität	Gesunde Ernährung führt zu einem gesunden, körperlichen Wohlbefinden. Das Kurskonzept fokussiert sich auf eine Steigerung der Lebensqualität, sodass sich die Probanden in ihrem Körper wohl fühlen und ein hohes Selbstbewusstsein ausstrahlen. Nach diesem Programm sollen die Teilnehmer mit einer positiven Lebensperspektive leben.

2   Inhaltlich-organisatorische Grobplanung des Kursprogramms

In der folgenden Tabelle wird die Organisation des achtwöchigen Kursprogrammes dargestellt. Außerdem erhält jeder Teilnehmer anfangs einen individuellen Ernährungsplan. Dieser wurde von dem/der Kursleiter/in erstellt und weist ein Kaloriendefizit von circa 500 Kilokalorien auf. Damit sollen die Probanden ihr Gewicht reduzieren.

5

Tab. 4: Inhaltlich-organisatorische Grobplanung des Kursprogramms 1 (eigene Darstellung)

Kursinhalte	Theorie
	➢ Einführung in die Ernährungslehre, Ernährungsverhalten
	➢ Aufklärung BMI & Körperfettanteil, Grundumsatz, Energieverbrauch und Gesamtumsatz
	➢ Aufklärung von Risikofaktoren, Erkrankungen und möglichen Folgen
	➢ Aufklärung von Makro- und Mikronährstoffen
	Praxis
	➢ Berechnungen zu BMI, Körperfettanteil, Grundumsatz und Gesamtumsatz
	➢ Erstellung eines „What I eat in a day" + Einzelpräsentation
	➢ Kochen gesunder Mahlzeiten
Kursdauer (in Wochen)	8 Wochen
Kurseinheiten (Stück pro Woche)	1x/ Woche
Kurseinheiten (Dauer)	60 Minuten
Zeitaufteilung Theorie/ Praxis	20 Minuten Theorieunterricht 40 Minuten Praxis
Teilnehmeranzahl (min. / max.)	Mindestens 5 Teilnehmer Maximal 15 Teilnehmer
Benötigte Ressourcen	• Raumgröße von 60 m^2 + 20m^2 Küche • mindestens 5 Tische und Stühle, maximal 15 Tische und Stühle

	<ul><li>Flipchart</li><li>Computer</li><li>Beamer</li><li>Fragebögen und Feedbackbögen</li><li>Stifte und Papiere</li><li>Körperwaage, Kaliper</li><li>Lebensmittel und Küchengeräte</li></ul>
Kursleiter	Zertifizierte/r Ernährungsberater/in Praktische Erfahrungen mit Übergewichtigen und Menschen mit Adipositas
Kursanbieter	Volkshochschule München mit guter Anbindung, großer Raum mit Tischen und Stühlen und geräumiger Küche

2.1 Begründung der Kursinhalte

Angefangen wird bei jeder Kurseinheit mit einem 20-minütigen Theorieunterricht. Dies läuft so ab, dass der/die Kursleiter/in einen Vortrag über das jeweilige Thema hält. Die Teilnehmer sollen aktiv zuhören, Fragen dazu stellen und wichtige Notizen mitschreiben.

Woche für Woche werden die unterschiedlichen Einheiten aufgeklärt. Vor allem die Berechnungen des Grundumsatzes und Leistungsumsatz werden detailliert erklärt, sodass keine Fragen mehr entstehen und die Kursteilnehmer ohne Probleme selbstständig arbeiten können.

Um die Unterrichtseinheiten abwechslungsreich zu gestalten, liegt der Fokus auf der Praxis. 40 Minuten genügen hier aus. Gelehrt wird dabei, wie und was an einem Tag gekocht werden kann und soll, sodass die Personen ein gesundes Kaloriendefizit aufweisen und auf diesem Wege ihr Gewicht reduzieren. Langfristig gesehen sollen die Teilnehmer lernen, wie ein gesunder Alltag auszusehen hat und wie sich ein körperliches Wohlbefinden anfühlt.

3 Inhaltlich-methodische Detailplanung des Kursprogramms

Tab. 5: Inhaltlich-methodische Detailplanung des Kursprogramms 1 (eigene Darstellung)

Woche	Kursein-heit	Hauptthema der Kurseinheit	Lernziele	Lerninhalte	Umsetzungsaspekte
1	KE1	Besprechung Erwartungen des Kursprogrammes Kennenlernen	Theorie: Erfüllen der Erwartungen Praxis: Kennenlernen aller Teilnehmer und Kursleiter/in	Theorie: Mindmap der Erwartungen Praxis: Kennenlernrunde, Erwartungen der Teilnehmer	Organisationsformen: Gesprächsrunde Medien: Flipchart Hilfsmittel: Papier und Stifte
2	KE2	Einführung in die Ernährungslehre	Theorie: Steigerung des Wissens über die allgemeine Ernährung Praxis: Überblick der Ernährungsverhalten schaffen	Theorie: Vortrag über Ernährungslehre, Erklären von Ernährungsverhalten Praxis: Erzählen bisheriger Ernährungsverhalten, Auffälligkeiten	Organisationsformen: Vortrag des Kursleiters Medien: Computer und Beamer Hilfsmittel: Papier und Stifte
			Theorie:	Theorie: Vortrag über BMI und Körperfettanteil	Organisationsformen:

Nr	KE	Grobziel	Feinziel	Methodik	Organisationsformen/Medien/Hilfsmittel
3	KE3	Aufklärung des BMI und Körperfettanteil	Steigerung des Wissens über BMI und Körperfettanteil Praxis: Detailliertes Körper-Kennenlernen (genaue Zahlen)	Praxis: Berechnung des eigenen BMI und Körperfettanteil, Messung des Körperfettanteils bei anderen Teilnehmern	Organisationsformen: Vortrag des Kursleiters, Einzelarbeit, 2-3er-Gruppenarbeit Medien: Computer und Beamer Hilfsmittel: Papier und Stifte, Kaliper
4	KE4	Aufklärung des Grundumsatzes, Leistungs- und Gesamtumsatz	Theorie: Steigerung des Wissens über Grund-, Leistungs- und Gesamtumsatz Praxis: Eigenen und fremden Bedarf berechnen können	Theorie: Vortrag über Grundumsatz, Leistungs- und Gesamtumsatz Praxis: Berechnung von Grund-, Leistungs- und Gesamtumsatz (eigenen und dem eines Anderen)	Organisationsformen: Vortrag des Kursleiters, Einzelarbeit, 2-3er-Gruppenarbeit Medien: Computer und Beamer, Flipchart Hilfsmittel: Papier und Stifte
			Theorie:	Theorie: Vortrag über mögliche Risikofaktoren, Erkrankungen und Folgen	Organisationsformen: Vortrag des Kursleiters, Einzelarbeit, Präsentationen einzelner Teilnehmer

5	KE5	Aufklärung von Risikofaktoren, Erkrankungen und möglichen Folgen	Steigerung des Wissens über mögliche Risikofaktoren, Erkrankungen und Folgen Praxis: Erstellung eines Ernährungstagebuches, Selbstdarstellung	Praxis: Erstellung eines „What I eat in a day" + Präsentation einzelner Teilnehmer	Medien: Computer und Beamer, Flipchart Hilfsmittel: Papier und Stifte
6	KE6	Aufklärung von Makro- und Mikronährstoffen	Theorie: Steigerung des Wissens über Makro-und Mikronährstoffe Praxis: Erstellung eines Ernährungstagebuches, Selbstdarstellung	Theorie: Vortrag über Makro- und Mikronährstoffe Praxis: „What I eat in a day"- Präsentation einzelner Teilnehmer der vorherigen Woche	Organisationsformen: Vortrag des Kursleiters, Präsentationen einzelner Teilnehmer Medien: Computer und Beamer, Flipchart Hilfsmittel: Papier und Stifte
		Lebensmittel kennenlernen	Steigerung des Wissens über Lebensmittel Praxis:	Theorie: Vortrag über einzelne Lebensmittel Praxis:	Organisationsformen: Vortrag des Kursleiters, Mahlzeiten-Präsentationen der Teilnehmer Medien:

7	KE7	Eigenständiges Kochen	Eigenständiges Kochen einer gesunden Mahlzeit	Kochen von Mahlzeiten	Computer, Beamer, Flipchart Hilfsmittel: Lebensmittel, Küchengeräte, Stift und Papier
8	KE8	Eigenständiges Kochen Abschlussrunde	Theorie: Ehrliches Feedback über Kursprogramm geben Praxis: Eigenständiges Kochen einer gesunden Mahlzeit	Theorie: Feedback des Kursprogramms mithilfe von Fragebögen Praxis: Kochen von Mahlzeiten	Organisationsformen: Mahlzeiten-Präsentationen der Teilnehmer Medien: Computer, Beamer, Flipchart, Fragebögen Hilfsmittel: Lebensmittel, Küchengeräte, Stift und Papier

4 Dokumentation und Evaluation des Kursprogramms

Tab. 6: Dokumentation und Evaluation des Kursprogramms 1 (eigene Darstellung)

Übergeordnetes Kursziel	Messbares Interventionsziel	Zielindikator	Erhebungsmethode	Erhebungsinstrument	Messzeitpunkte (t)
Aneignung von Wissen über Ernährung	Steigerung des Wissens um 30 % (Punktzahl)	Relative Steigerung des Wissens in % (Wissens-Steigerung in Punkten/ Anfangspunkte x 100)	Fragebogen	Schriftlicher Fragebogen (selbsterstellt) Dauer: 60 Minuten	t0 = 1 Tag vor Beginn des Kursprogramms t1 = nach 8 Wochen, 1 Tag nach Ende des Kursprogramms
Gewichtsreduktion	Gewichtsreduktion um 3% des Anfangsgewichtes	Relative Gewichtsreduktion in % (Gewichtsreduktion in kg/Ausgangsgewicht x 100)	Anthropometrie	Körperwaage	t0 = zu Beginn des Kursprogramms, früh morgens (nüchtern) t1 = nach 8 Wochen, 1 Tag nach Ende des Kursprogramms, früh morgens (nüchtern)
Steigerung der Lebensqualität	Lebensqualitätssteigerung von 2 Items anhand eines Selbstbeurteilungsfragebogens	Absolute Steigerung der Lebensqualität in Items	MLDL – Münchner Lebensqualitäts-Dimensionen-Liste (Heinisch et al., 1991)	Selbstbeurteilungsfragebogen Dauer: 5 Minuten	t0 = Beginn des 1. Kurstages + Auswertung t1 = nach 8 Wochen, 1 Tag nach Ende des Kursprogramms + Auswertung

5 Literaturverzeichnis

Deutsche Adipositas-Gesellschaft; Deutsche Diabetes-Gesellschaft; Deutsche Gesellschaft für Ernährung; Deutsche Gesellschaft für Ernährungsmedizin. (2014). *Interdisziplinäre Leitlinie der Qualität S3 zur „Prävention und Therapie der Adipositas".* (Version 2.0., April 2014). Zugriff am 17.03.2021. Verfügbar unter https://www.awmf.org/uploads/tx_szleitlinien/050-0011_S3_Adipositas_Prävention_Therapie_2014-11-abgelaufen.pdf

GKV-Spitzenverband. (2020). *Leitfaden Prävention Handlungsfelder und Kriterien nach § 20 ABs. 2 SGB V. Leitfaden Prävention in stationären Pflegeeinrichtungen nach § 5 SGB XI.* Zugriff am 20.02.2021. Verfügbar unter https://www.gkv-spitzenverband.de/media/dokumente/krankenversicherung_1/praevention__selbsthilfe__beratung/praevention/praevention_leitfaden/Leitfaden_Pravention_2020_barrierefrei.pdf

Hauner, H. (1996). *Gesundheitsrisiken von Übergewicht und Gewichtszunahme.* Deutsches Ärzteblatt (Heft 51-52). Zugriff am 17.03.2021. Verfügbar unter https://www.aerzteblatt.de/archiv/4496/Gesundheitsrisiken-von-Uebergewicht-und-Gewichtszunahme

Heinisch, M., Ludwig, M. & Bullinger, M. (1991). *Psychometrische Testung der Münchner Lebensqualitäts Dimensions Liste (MLDL).* In M. Bullinger, M., Ludwig & N. v. Steinbüchl (Hrsg.). *Lebensqualität bei kardiovasculären Erkrankungen* (73-90). Göttingen: Hogrefe.

Kurth, B.-M. & Schaffrath Rosario, A. (2007). *Die Verbreitung von Übergewicht und Adipositas bei Kindern und Jugendlichen in Deutschland.* Bundesgesundheitsblatt. Zugriff am 17.03.2021. Verfügbar unter https://edoc.rki.de/bitstream/handle/176904/557/20pyWvIPNYV52.pdf?sequence=1&isAllowed=y

Mensink, G. B. M., Schienkiewitz, A., Haftenberger, M. & Lampert, T. (2013). *Übergewicht und Adipositas in Deutschland – Ergebnisse der Studie zur Gesundheit Erwachsener in Deutschland.* Bundesgesundheitsblatt. Zugriff am 17.03.2021. Verfügbar unter https://www.gbe-bund.de/pdf/DEGS1_Uebergewicht_Adipositas.pdf

Wirth, A., Wabitsch, M., Hauner, H. (2014). *Prävention und Therapie der Adipositas. Klinische Leitlinie.* Deutsches Ärzteblatt. Zugriff am 17.03.2021. Verfügbar unter https://www.aerzteblatt.de/archiv/162761/Praevention-und-Therapie-der-Adipositas

6   Abbildungs- und Tabellenverzeichnis

6.1   Abbildungsverzeichnis

Abb. 1: Die Ernährungsschule 1 (eigene Darstellung, Bild aus Pixabay)..................1

6.2   Tabellenverzeichnis

Tab. 1: Leitlinie zur Prävention und Therapie der Adipositas als Wirksamkeitsbeleg für die Präventionsmaßnahme 1 (eigene Darstellung)..3

Tab. 2: Zielgruppendarstellung 1 (eigene Darstellung)...4

Tab. 3: Ziele der Maßnahmen 1 (eigene Darstellung)..5

Tab. 4: Inhaltlich-organisatorische Grobplanung des Kursprogramms 1 (eigene Darstellung) 5

Tab. 5: Inhaltlich-methodische Detailplanung des Kursprogramms 1 (eigene Darstellung) 8

Tab. 6: Dokumentation und Evaluation des Kursprogramms 1 (eigene Darstellung).....12